COMMENT ON DÉFEND

SA

JEUNESSE

La lutte pour rester jeune de corps et d'esprit

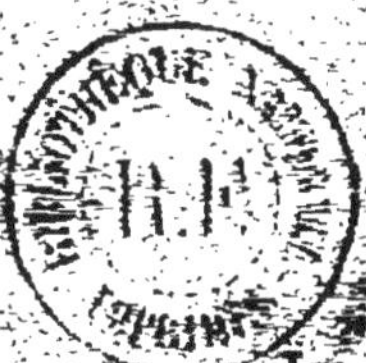

PAR

Le D' SCHEFFLER

MÉDECIN AIDE-MAJOR DE 1ʳᵉ CLASSE

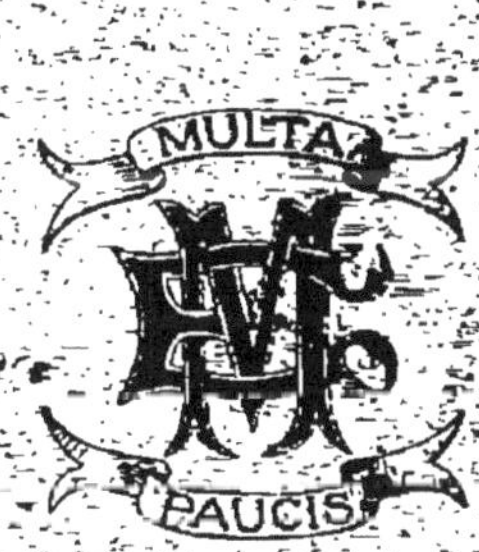

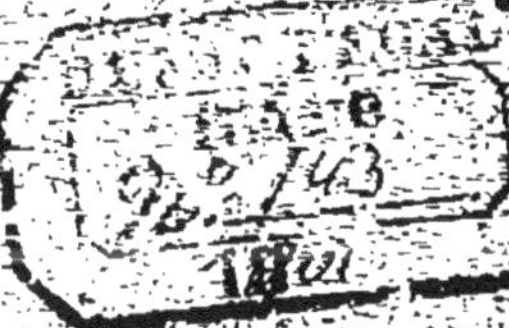

PARIS

ÉDITION MÉDICALE

29, RUE DE SEINE, 29

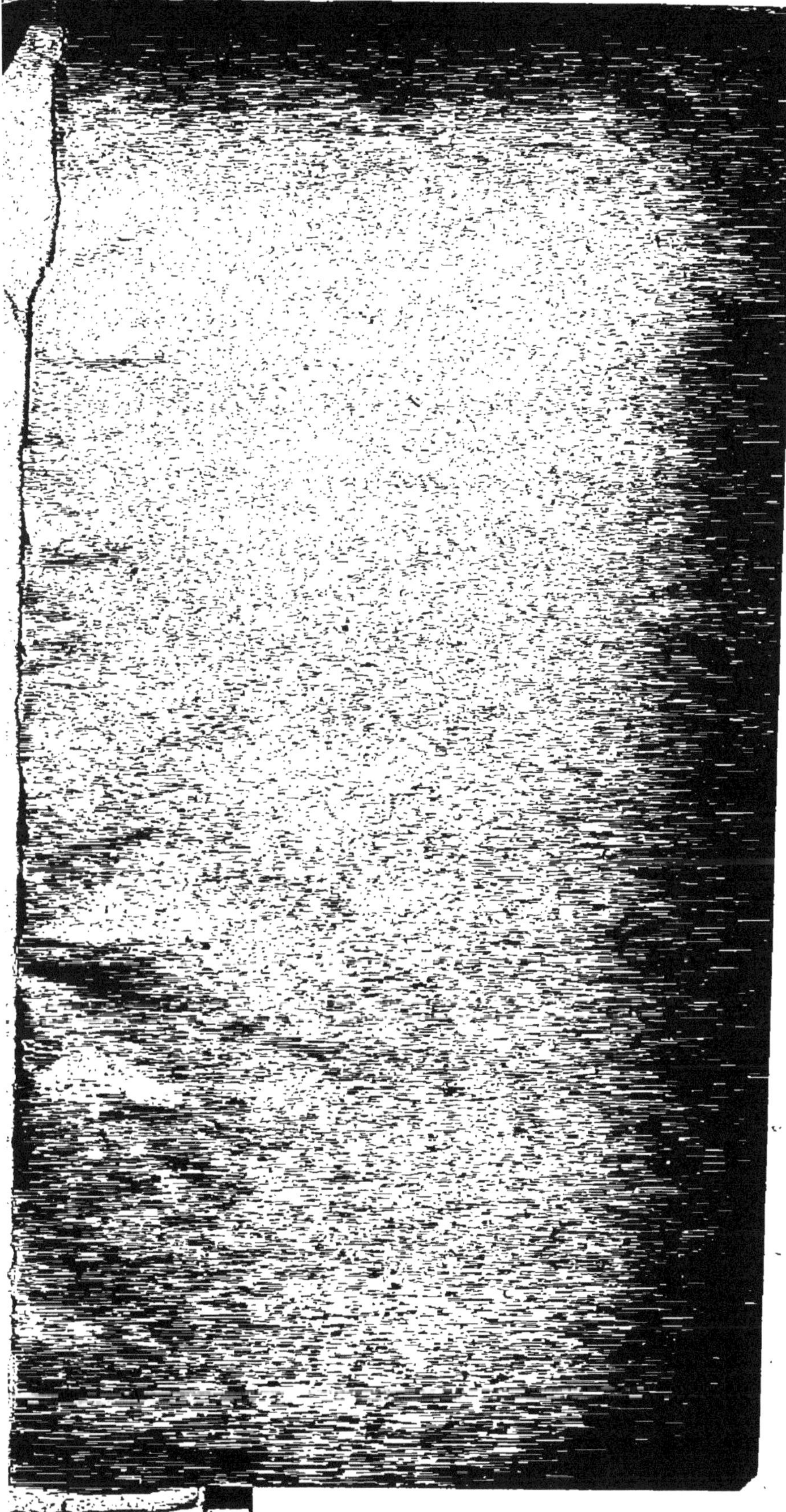

SA JEUNESSE

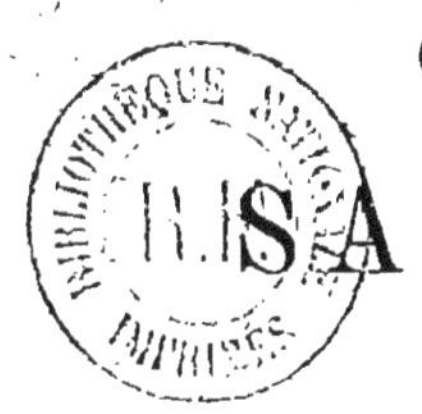

COMMENT ON DÉFEND

SA

JEUNESSE

La lutte pour rester jeune de corps et d'esprit

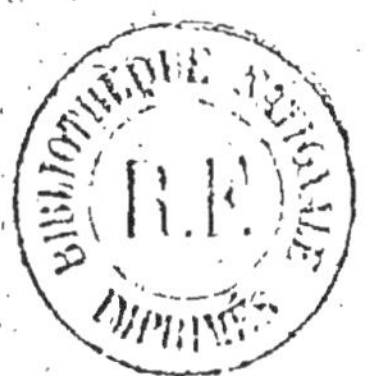

PAR

Le Dr SCHEFFLER

MÉDECIN AIDE-MAJOR DE 1ʳᵉ CLASSE

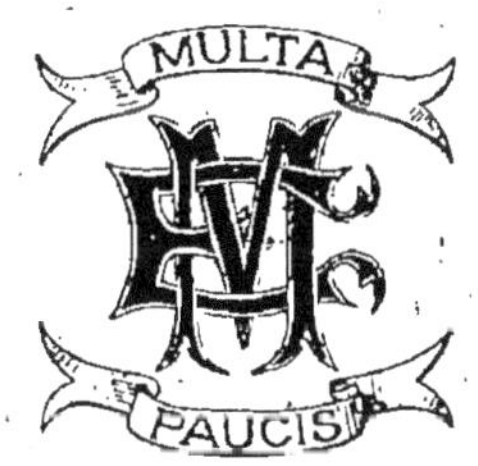

PARIS

ÉDITION MÉDICALE

29, RUE DE SEINE, 29

Tous droits réservés

INTRODUCTION

Rester jeune, c'est le secret désir de chacun de
nous. Malheureusement, la loi inéluctable du
temps nous presse, nous ne pouvons nous arrêter
sur le chemin de la vie ; il nous faut marcher
vers l'échéance fatale, commune à tous les êtres
organisés.

Forts de notre intelligence, de nos progrès,
nous essayons bien « de réparer des ans l'irrépa-
rable outrage » ; mais, tout l'artifice des civilisations modernes, ne réussit qu'à nous fournir un
« éclat emprunté » qui cache à peine le sourd
travail de la nature.

Bien plus, les conditions mêmes de la vie, au
seuil de notre civilisation enfiévrée et factice,
favorisent, dans une large mesure, l'œuvre des
années.

Chaque jour, la lutte pour la vie devient plus
âpre, nécessitant des effets plus soutenus et plus
puissants ; aussi, pour faire face à des nécessités
sans cesse grandissantes et de plus en plus impé-

rieuses, dépensons-nous sans compter notre énergie physique et intellectuelle.

C'est précisément pendant la jeunesse que la
dépense d'énergie est la plus considérable, car,
du travail fourni pendant cette période de la vie
dépend la situation matérielle et morale du reste
de l'existence.

Cette vigueur physique et intellectuelle, est
l'apanage précieux, mais non pas exclusif, de la
jeunesse ; nous pouvons la conserver dans l'âge
mûr, souvent même, quoique plus rarement il est
vrai, dans la vieillesse. Mais pour cela, il ne sert
de rien quand le temps a fait son œuvre, de mas-
quer plus ou moins habilement les sillons creusés
par les ans. Les apparences juvéniles si pénible-
ment obtenues ne sont que des apparences, ca-
chant difficilement la trace des années.

De même quand l'effort journalier nous devient
plus difficile, quand la nature nous avertit de
l'arrivée prochaine de la vieillesse, ce n'est déjà
plus l'heure d'engager la lutte contre le temps.
Nous ne pourrons sauver alors qu'une partie du
tout et conserver ce qui nous reste de vigueur et
d'énergie qu'au prix de sages ménagements.

C'est au contraire quand nous sommes en pleine
possession de nos forces physiques et intellectuelles qu'il faut songer à l'avenir et regarder au
loin.

C'est alors le moment propice où il nous faut

lutter pour défendre notre jeunesse contre les injures du temps et contre l'usure de la vie.

Nous nous efforcerons, au cours de ce travail, de préciser les moyens dont nous disposons pour rendre cette lutte efficace et nous permettre de rester jeunes le plus longtemps possible.

SA JEUNESSE

(La lutte pour rester jeune de corps et d'esprit)

I

CE QUE C'EST QUE LA JEUNESSE

La jeunesse est la période de la vie, intermédiaire entre l'adolescence et l'âge mûr. C'est celle où l'homme ayant atteint tout son développement est en pleine possession de sa vigueur physique et intellectuelle.

Les limites sont variables avec les individus ; aussi, n'avons-nous pas la prétention de les préciser avec une exactitude rigoureuse. Néanmoins, en considérant comme appartenant à la jeunesse, la période de l'existence comprise approximativement entre 25 et 40 ans, nous déterminons ainsi une moyenne générale, applicable dans la réalité au plus grand nombre de cas.

Nous allons essayer maintenant d'esquisser en

quelques traits rapides, l'aspect général de l'homme jeune.

La taille est élancée, droite. Les muscles sont souples et leur jeu facile permet aux membres d'affectuer les mouvements divers avec agilité et précision.

La peau, soutendue par une légère couche graisseuse, largement irriguée par le sang, laisse deviner les saillies musculaires et réagit facilement aux impressions diverses venues du monde extérieur, qui viennent solliciter sa sensibilité.

Les *organes internes* sont neufs et résistants. — Le cœur les poumons fonctionnent énergiquement, et sont susceptibles d'efforts considérables et prolongés. Le tube digestif tolérant, satisfait longtemps sans révolte, à des excès nombreux que nous exagérons à plaisir.

Le filtre rénal doit, pour sa part, accomplir une lourde tâche il l'accomplit docilement et se hâte d'éliminer au dehors les substances nuisibles résultant de l'usure de l'organisme.

Le système génital facilement excitable, atteint pendant la jeunesse sa puissance maxima.

C'est à cet âge également, que les *organes des sens* sont doués de leur plus grande acuité. Les renseignements qu'ils fournissent, sont toujours empreints de vivacité, de netteté et de précision.

Si nous soumettons maintenant à l'analyse psychologique, la mentalité de l'homme jeune, nous voyons que les brillantes qualités physiques qui lui sont départies, sont doublées de non moins brillantes qualités intellectuelles et morales.

La *sensation*, résultat immédiat du fonctionnement des organes sensoriels acquiert, du fait même de leur acuité, son plus haut degré de vivacité et d'exactitude. Transmise intégralement aux centres nerveux, elle est rapidement classée avec le groupe de sensations du même ordre, différenciée nettement de ses voisines, et ainsi élaborée, donne lieu à une *perception* claire et précise.

Les *facultés intellectuelles*, participant à un haut degré de la vivacité des impressions sensorielles, sont également plus puissantes.

La mémoire emmagasine plus facilement et plus profondément les données acquises, à tel point que chez le vieillard dément les souvenirs d'enfance sont les derniers à disparaître. C'est pendant la jeunesse que la mémoire fait la plus riche moisson de faits. Les acquisitions nouvelles se font sans effort, et plus elles sont nombreuses à cette période de la vie, plus elles sont fécondes en résultats pratiques, car l'intelligence se les assimile facilement. Elle les développe, les coordonne en un mot, les fait siennes. Pour les hommes dont la jeunesse a été laborieuse, ces acquisitions constituent alors un trésor précieux dans lequel ils peuvent puiser à pleines mains pendant tout le reste de leur existence.

L'association des idées et l'imagination, sœurs

de la mémoire, bénéficient à un haut degré de l'abondance et de la vivacité des souvenirs,

En effet, toutes nos conceptions dérivent de l'expérience antérieure dont elles sont l'écho plus ou moins fidèle. C'est donc avant tout la mémoire qui les fournit. Mais une fois qu'elles sont en provision dans l'esprit, elles se lient, s'enchaînent et se combinent entre elles de mille manières et souvent à notre insu.

L'imagination créatrice, s'élève évidemment bien au-dessus du simple souvenir ; mais, si hardies que soient ses productions, c'est encore à la mémoire qu'elle demande ses matériaux, et ses conceptions les plus bizarres sont encore faites d'emprunts.

L'imagination atteint sa plus grande puissance représentative et créatrice pendant la jeunesse. C'est elle qui rend le travail intellectuel plus facile et c'est un des éléments primordiaux de la force même de l'esprit.

L'association des idées, l'imagination et la mémoire sont également les éléments constitutifs de la *volonté*. C'est en effet de la représentation fidèle des motifs de nos actes, de la vue précise de leurs conséquences, que dépend une résolution ferme et effective. Aussi la jeunesse est-elle l'âge des décisions promptes, des entreprises hardies.

La puissance de l'imagination, la vivacité des impressions et des idées font taire en nous les manifestations plus égoïstes de l'instinct de conservation et de l'instinct de propriété qui n'en est qu'une modification.

Les *sentiments affectifs*, l'amitié, l'amour sont développés au maximum, et les idées généreuses trouvent toujours un écho complaisant, trop tôt éteint par l'expérience de la vie.

L'homme jeune a confiance dans ses propres forces, il a foi en l'avenir et s'engage sans crainte dans la voie ouverte à son courage et à son activité.

II

MODIFICATIONS SUBIES PAR L'ORGANISME VIEILLISSANT

Les qualités physiques et intellectuelles que nous venons de dépeindre chez l'homme jeune, nous les trouvons encore, à peine atténuées par l'expérience et la réflexion, chez l'homme resté jeune.

Ce sont elles qu'il faut nous attacher à conserver le plus longtemps possible et dans leur plus grande intégrité.

Dans le chapitre précédent, nous avons fixé à grands traits, ce qu'il faut être, ce qu'il faut rester, nous avons déterminé le but que nous nous proposons. Nous allons montrer maintenant ce que nous devons éviter de devenir, ce qu'il ne faut pas être ; et, grâce au parallèle ainsi établi, au double point de vue physique et intellectuel, nous pourrons élucider quels sont les moyens les plus efficaces, pour atteindre notre objectif, pour rester jeunes.

« Vivre, c'est en même temps changer et demeurer sans cesse » disait Royer-Collard. En effet, au cours de l'évolution physiologiqne, l'organisme humain subit une série de modifications insensibles dans leur succession, mais en réalité profondes, et le terme de cette évolution, c'est la sénilité confirmée.

La vieillesse n'est en somme qu'un fonctionnement en moins, une manière d'être de l'organisme diminuant l'intensité de la fonction dans les divers organes que la durée même de leur fonctionnement a lassés et rendus moins actifs.

L'organisme vieillissant renonce donc à la lutte active contre le temps. Il diminue progressivement le travail produit, pour restreindre du même coup, et l'usure qu'il ne peut plus réparer complétement et les matériaux de déchet qu'il élimine moins vite et avec plus de difficulté.

La taille est moins droite, le poids faiblit légèrement, et sur le visage, apparaissent les rides, d'abord discrètes, débutant par un fin réseau dessiné à l'angle externe des paupières, mais bientôt plus nombreuses et plus accusées.

Les fonctions de la peau, perspiration, sudation, diminuent d'intensité, et le corps devient ainsi plus sensible aux influences atmosphériques. Le poumon, le cœur, deviennent moins actifs, il leur est plus difficile de faire face à une dépense considérable d'énergie, à un effort prolongé.

L'appareil digestif, peut rester aussi docile et

aussi complaisant, mais il assimile moins vite et moins bien, fournissant ainsi à la nutrition générale des matériaux moins parfaits.

Les dépenses finissent par dépasser les recettes, et cette formule résume bien alors le bilan de l'organisme.

Le filtre rénal constitue pour nous l'organe le plus important au point de vue qui nous occupe. S'il continue sans faiblesse à accomplir sa lourde tâche, l'économie tout entière, débarrassée rapidement de tous les matériaux usés et toxiques, retire les plus grands avantages de cette épuration continue et radicale.

Le mouvement nutritif, favorisé du côté désassimilation, l'est également par contre-coup du côté assimilation. L'organisme est ainsi traversé par un courant plus rapide de matériaux neufs, où il puise des éléments de réparation et de rajeunissement.

Tout au contraire, si pour une cause quelconque le rein faiblit dans sa tâche, les matériaux usés encombrent l'organisme, l'activité vitale diminue considérablement et l'individu descend à grands pas la pente qui mène à la sénilité.

Enfin, chez l'homme vieillissant, le système génital devient moins excitable et les organes des sens perdent parfois une partie de leur acuité.

Tout en somme concourt à restreindre l'activité physique et à nous avertir que l'heure du repos va sonner.

L'évolution de notre être physique, est doublée d'une évolution parallèle de notre individualité psychique. Lucrèce l'avait bien vu, quand il disait :

Præteræ gigni, pariter cum corpore et una
Crescere sentimus, pariterque senescere mentem,

et sa pensée a été reprise par le poète français :

Le temps qui change tout, change aussi nos humeurs
Chaque âge a ses plaisirs, son esprit et ses mœurs.

L'homme qui a vieilli, pour employer une expression d'usage courant, acquiert une tournure d'esprit spéciale. Il est prudent, circonspect, sobre de conjectures, mesuré dans son langage comme dans ses gestes ; il forme ses idées comme il accomplit ses mouvements, avec lenteur et précautions.

La mémoire oublie plus facilement les acquisitions récentes que les souvenirs anciens ; aussi, les choses du présent perdent-elles, pour lui, beaucoup de leur intérêt. Il se fait difficilement aux tentatives d'innovation, et, *laudator temporis acti*, condamne souvent comme révolutionnaire, ce qu'il devrait applaudir comme le cours d'une évolution naturelle vers le progrès.

L'association des idées donne des résultats moins riches, l'imagination est moins brillante et moins féconde ; il y a de la langueur dans les facultés intellectuelles, bien que sous l'influence

2

d'une vive excitation, elles puissent momentanément recouvrer toute leur ancienne énergie.

L'esprit éprouve certaines difficultés à s'assimiler des connaissances nouvelles, le travail intellectuel devient pénible et les résultats obtenus ne compensent pas l'effort déployé. En résumé la faculté d'assimilation diminue.

En même temps, le caractère devient plus timide, défiant, ennemi de toute entreprise hasardeuse; la volonté est moins énergique et moins ferme, l'initiative plus rare.

Les facultés morales, inséparables des facultés intellectuelles peuvent également subir certaines modifications. L'homme qui vieillit, et qui se sent vieillir, constate à chaque instant malgré lui, les atteintes du temps; et le contraste qu'il établit entre le passé et le présent excite ses regrets, évoque sa tristesse. « Décadence physique, entraînant vers les rouages d'un corps usé, rouages inaperçus tant que leur organisation et leur jeu ont été normaux, une attention mêlée de méditations parfois douloureuses, mais s'opposant toujours à la libre expansion d'une âme jusque-là tout à fait maîtresse d'elle-même. Mais surtout et avant tout, que de sujets de tristesse, pour ceux qui sont nés et restés bons, dans tous ces liens brisés, tous ces amis enlevés soit par la mort, soit par l'inconstance, dans la vue du déclin progressif de ceux qui restent encore, et dont chaque ride, comme un miroir, rappelle à leurs contemporains que le temps accomplit rapidement son œuvre. » (Reveillé-Parize).

Enfin, en vieillissant et en se regardant vieillir, l'homme devient égoïste. Il s'absorbe dans l'examen de son moi et de ses propres misères, ce qui l'empêche de compatir à celles d'autrui.

Il a toujours présents à l'esprit, les efforts et le travail dépensés pour acquérir la situation matérielle où il est parvenu. Il s'exagère même les difficultés vaincues, il en parle volontiers, et son désir d'en conserver les avantages, devient de plus en plus tenace et impérieux.

C'est ainsi que l'esprit devient moins accessible à la pitié, aux idées généreuses, aux conceptions altruistes, à moins cependant qu'une volonté éclairée n'impose silence à ces manifestations indiscrètes de l'instinct de conservation et de propriété, qui est un des plus puissants de la nature humaine.

III

POUVONS-NOUS CONSERVER NOTRE JEUNESSE

L'Insénescence et la Sénilité précoce.

« Il est plus consolant pour l'homme, nous dit Esparron, élève de Bichat, de penser qu'il peut allonger ou raccourcir la durée de son existence, par l'emploi sage et raisonné des forces qui lui sont confiées. »

Il est certain que, quoi que nous fassions, nous restons soumis aux lois de l'évolution physiologique. Nous ne pouvons échapper à l'échéance fatale, commune à tous les organismes vivants. Cependant, si l'on admet que la volonté humaine n'est pas un mot vide de sens, il est certain que nous pouvons, dans une large mesure, retarder le moment où sonne pour nous, l'heure du repos physique et intellectuel. Nous pouvons lutter contre le temps avec quelque avantage, et jouir des attributs de la jeunesse au-delà des limites qu'il est convenu d'assigner à cette période de la vie.

Certes, il est évident que la lutte est inégale.

« L'homme, a dit Pascal, n'est qu'un roseau, le plus faible de la nature, mais c'est un roseau pensant. » C'est la pensée, la volonté qui fait la dignité et la force de l'homme, et sa faiblesse ne doit pas le faire renoncer au combat, car « l'avantage que l'univers a sur lui, l'univers n'en sait rien. » (Pascal).

Et quand bien même nos forces physiques seraient vaincues, si nous ne pouvons plus défendre le corps, sur lequel s'appesantissent les années, il nous reste encore à défendre l'esprit, et, si nous parvenons à mettre, ne serait-ce qu'une partie de nos facultés intellectuelles à l'abri des atteintes du temps, si nous parvenons à rester jeunes d'esprit, quand le corps subira la loi commune, nous pourrons encore nous considérer comme victorieux. A notre époque, en effet, l'homme vaut surtout par son intelligence, son courage et son énergie,

Il n'est d'ailleurs pas très rare, on peut même dire qu'il est fréquent, de rencontrer d'aimables vieillards, qui ont su rester jeunes. Indulgents pour les fautes de ceux qui les approchent, instruits, s'intéressant aux découvertes nouvelles et au progrès, leurs avis sont toujours empreints du plus grand bon sens ; leurs jugements marqués au sein d'une sage pondération.

Il est fréquent aussi, surtout dans les pays vignobles, où la vie est plus facile, de trouver des vieillards, aux pommettes rosées, heureux de vivre, contents de leur sort, quelque modeste qu'il soit. Ils aiment à se mêler aux jeunes gens, à leur raconter les événements du passé, à leur donner des conseils et des avis.

Fleury dit : « Il y a certainement des vieillards de 60 ans, de 40 ans et même de 20 ans, c'est-à-dire qu'il y a aussi des vieillards jeunes, actifs, entreprenants, malgré leurs rides et leurs cheveux blancs. »

En effet, beaucoup d'hommes conservent dans l'âge mûr et même dans la vieillesse, presque toute l'énergie physique de leurs jeunes années.

L'histoire nous montre, à toutes les époques, des généraux conservant dans l'âge mûr toute leur vigueur physique et intellectuelle. Les vieilles troupes de Napoléon ont fait preuve d'une endurance physique et d'un entrain que bien des jeunes gens auraient pu leur envier.

L'histoire nous fournit encore de nombreux exemples, où la décadence sénile de l'individu n'est pas suivie d'une décadence parallèle de l'intelligence. L'esprit reste insenescible, suivant le mot de Lordat, qui fut jusqu'à ses derniers jours, la preuve vivante de cette victoire sur le temps.

Platon meurt en écrivant à 81 ans ; Isocrate

compose, à 94 ans, son *Panathénaïque;* Jules Simon, très vieux, et donnant déjà des signes manifestes de décadence sénile, érivait chaque jour, dans le journal *Le Temps*, des articles pleins de verve et de fraîcheur.

Citons aussi Buffon, Bossuet, Lafontaine, Voltaire et, plus près de nous, Biot, Arago, Bouillaud, Thiers, Pasteur.

Cette longévité de l'intelligence n'est pas autre chose que la dépense, dans la vieillesse, des économies de la jeunesse et de l'âge mûr ; c'est ce dont les grands travailleurs du cerveau nous offrent des exemples.

Enfoncée par l'effort de toute une vie de pensée et de travail, l'empreinte a été si vive dans le cerveau de ces hommes, qu'elle s'est gravée dans le détail comme dans l'ensemble, et avec la plus grande précision.

La cellule a été ainsi élevée en dignité et en force de résistance. Rien d'étonnant, alors, que malgré le moindre apport et la difficulté d'acquisition, un sol aussi riche produise encore sa moisson, grâce à la multiplicité et à la variété des ensemencements du passé.

Ainsi donc, sans prétendre égaler ces hommes privilégiés, nous pouvons espérer préserver des atteintes du temps, sinon notre individu tout entier, mais du moins ce qui nous place au sommet de l'échelle des êtres, c'est-à-dire notre intelligence.

Néanmoins, si nous ne voulons pas que ce signe de noblesse devienne lui-même une source de misères et de souffrances, il nous faut veiller attentivement; car, si nous pouvons, dans une certaine mesure, lutter contre le temps, nous pouvons aussi, malheureusement, faciliter son œuvre, et, devançant le cours des années, arriver avant terme à la sénilité.

Cette *sénilité précoce* porte aussi bien sur les fonctions de la vie végétative que sur celle de la vie intellectuelle. Elle s'observe bien avant l'âge de la vieillesse, vers 45 à 50 ans, souvent même encore plus tôt.

Les cheveux blanchissent, la taille se voûte, l'aspect général révèle l'affaissement; l'activité physique se réduit, car elle amène rapidement la fatigue, et les fonctions de reproduction s'éteignent.

En même temps les manifestations de la vie intellectuelle subissent certaines modifications bien étudiées par M. Charpentier.

La véritable caractéristique de ces modifications, c'est l'incapacité de l'individu, à s'adapter à un nouveau genre de vie.

Il arrive souvent en effet, et ceci est presque d'observation journalière, que des officiers, des employés, dont la vie régulière peut jusqu'à un certain point être comparée à la ponctualité militaire, ne peuvent se créer de nouvelles habitudes, quand ils prennent leur retraite. Ils vieillissent plus vite dans le repos que dans l'activité.

En général, il s'agit d'individus des deux sexes, ayant parcouru leur carrière jusqu'à 45, 50 ans, avec une activité, une persévérance remarquable, et un déploiement parfois considérable d'intelligence. Ils ont même pu supporter sans faiblir, de nombreux revers, puis, brusquement, on les voit grisonner, leurs traits s'altèrent, le regard se ternit, l'aspect général révèle la fatigue imminente. Je me sens devenir vieux, disent-ils à leur entourage, et ils laissent souvent entendre qu'ils ont besoin de repos.

Ces cas se rencontrent, à tous les degrés de l'échelle sociale chez les négociants qui ont prospéré, le fait semble particulièrement fréquent.

Pour M. Charpentier, ces hommes ont été toute leur vie, soutenus par une idée fixe, qui a été leur constante directrice : ambition, recherches scientifiques, désir d'acquérir des richesses.., brusquement, ce soutien leur fait défaut, ce guide disparaît, avant même que le but ait été atteint.

Les causes de la sénilité précoce, sont indépendantes de notre volonté, ou au contraire, soumises au contrôle absolu de cette faculté. La misère amenant une alimentation insuffisante et une hygiène défectueuse, les travaux excessifs, le surmenage sous toutes ses formes, sont des facteurs importants de déchéance prématurée.

Les soucis, les chagrins, sont des causes profondément déprimantes et qu'il n'est pas toujours en notre pouvoir d'éviter.

« La vieillesse vient vite à qui souffre souvent » a dit Ponsart, exprimant ainsi un fait malheureusement très extact.

Enfin, les maladies infectieuses, encombrant l'organisme de produits toxiques et rendant leur élimination défectueuse, modifient les processus nutritifs de telle façon, qu'une simple grippe peut vieillir un individu de dix ans ; expression vulgaire, qui peint bien, les modifications profondes, subies par l'organisme.

Il existe encore d'autres causes dont la résultante est la vieillesse prématurée, mais celles-ci sont facilement évitables. Nous voulons parler des causes toxiques.

Le toxique le plus employé, celui dont l'usage est le plus répandu et dont les méfaits sont les plus visibles, est sans contredit l'alcool.

Soit pur, soit associé à différentes essences, encore plus toxiques que lui, c'est un des facteurs les plus puissants de la sénilité précoce, et d'autant plus dangereux que ses effets nuisibles sont souvent ignorés.

Sous son influence, de même que dans la vieillesse légitime, les différents appareils subissent des altérations, et voient leurs fonctions diminuer.

L'alcoolique digère mal, mange peu, est souvent affecté d'un catarrhe pulmonaire — les forces musculaires diminuent, la démarche devient incertaine, les mouvements inhabiles et tremblants. Le rein, obligé d'accomplir une tâche plus lourde, est souvent insuffisant. La sclérose l'envahit en même temps que le système circulatoire périphérique — l'anaphrodisie est la règle.

Au point de vue intellectuel, même d'échéance comparable à la sénilité confirmée.

L'alcoolique est irritable, égoïste, ses sentiments affectifs et moraux disparaissent, la mémoire est souvent infidèle, la volonté instable.

Ces troubles psychiques peuvent même aller jusqu'à la démence, si les excès alcooliques ont été trop copieux, et surtout trop longtemps prolongés.

L'éther, la morphine, quoique moins souvent employés, peuvent agir de la même manière.

Signalons encore, comme causes de sénilité précoce, certaines industries insalubres, où les ouvriers sont exposés aux intoxications plombique, mercurielle ou phosphorée, — leur étude relève directement de l'hygiène.

En résumé, si d'un côté, nous pouvons conserver notre jeunesse au delà des limites qui lui sont assignées, il est également en notre pouvoir, de hâter l'arrivée de la vieillesse.

La question demande donc à être considérée attentivement sous ces deux aspects : d'une part ce qu'il faut faire pour lutter efficacement contre le poids des années et d'autre part ce qu'il faut éviter

sous peine d'offrir au temps, une proie plus facile,
et prématurée.

Nous nous efforcerons dans le chapitre suivant,
de préciser ces deux éléments indispensables de
succès.

IV

CONDUITE A TENIR POUR RESTER JEUNE

On peut considérer l'homme comme un être physique, substratum matériel d'un être psychique. Ce sont ces deux éléments inséparables l'un de l'autre qui constituent toute notre individualité.

Si nous voulons les conserver le plus longtemps possible dans leur intégrité, nous devons nous appliquer à les défendre contre le temps, avec une égale sollicitude.

Ce que nous ferons pour l'un, l'autre en profitera dans une large mesure. Le corps et l'esprit sont unis en effet, par des liens étroits, ils réagissent l'un sur l'autre, d'une manière constante et réciproque, et leurs rapports se précisent chaque jour davantage, grâce aux progrès de la science biologique.

Bien plus, nous pouvons jusqu'à un certain point, comparer dans leurs résultats, les fonctions physiques et les fonctions intellectuelles.

En effet, de même que par une gymnastique musculaire bien comprise, par un entraînement progressif et gradué, les muscles peuvent arriver à accomplir des mouvements plus énergiques, plus étendus et plus prolongés, avec un minimum de fatigue — de même aussi, grâce à une gymnastique intellectuelle, progressive et raisonnée, nous pouvons acquérir une éducation psychique qui facilite le fonctionnement de nos facultés intellectuelles et nous permette d'en faire un emploi moins pénible, plus long et plus rationnel.

Ainsi donc, nous devons engager la lutte contre le temps, au double point de vue physique et intellectuel.

N'oublions pas surtout que si nos efforts restent vains, si nous ne pouvons éviter la sénilité du corps, nous pourrons cependant nous estimer heureux, si, au sein même de la vieillesse, nous gardons la jeunesse de l'esprit et du cœur.

Nous aurons alors sauvé la meilleure part, en évitant cette obscurité profonde, qui, dès avant la nuit éternelle, vient souvent envelopper l'intelligence, comme on voit l'engourdissement des membres, en devancer l'éternelle immobilité.

Sachons aussi, qu'il n'est jamais trop tôt pour commencer la lutte. N'attendons pas que le temps ait déjà fait son œuvre pour essayer de conserver les restes de notre vigueur physique et de notre énergie intellectuelle. Bien au contraire, c'est quand l'organisme est en pleine possession de toutes ses forces, c'est en pleine jeunesse qu'il faut songer à l'avenir, qu'il faut prévoir. C'est alors qu'il faut nous défendre avec acharnement, qu'il faut nous aguerrir contre les atteintes du temps.

C'est à ce prix que nous pourrons conserver, non pas les apparences de la jeunesse, mais la réalité même, c'est-à-dire la force physique et la vigueur morale.

Au point de vue physique, nous croyons qu'il importe au plus haut degré, d'avoir un rein qui fonctionne d'une façon parfaite. L'intégrité du filtre rénal, est, à notre avis, le plus sûr garant de la jeunesse.

Considérons, en effet, le rôle du rein dans l'économie, sa tâche est lourde et il doit l'accomplir sans repos.

Il doit, tout d'abord, éliminer une partie des déchets de l'assimilation, surtout quand les fonctions intestinales sont défectueuses.

Le travail musculaire, l'activité intellectuelle, déterminent également une usure et les produits de cette usure, c'est encore le rein qui est chargé d'en débarrasser l'économie.

Enfin, toute cellule vivante sécrète des produits toxiques, des toxines, dont l'élaboration est le résultat même de la vie.

Ces substances, éminemment nuisibles, doivent

être rapidement séparées du sang qui les charrie, et rejetées au dehors; le filtre rénal doit donc satisfaire sans relâche à cette nécessité.

Enfin, nous absorbons, soit avec les aliments, soit en dehors d'eux, nombre de poisons organiques et minéraux qui ne doivent pas séjourner dans l'organisme et dont le rein constitue le principal émonctoire.

Ainsi donc, nous voyons que les fonctions rénales sont très chargées. Si nous voulons qu'elles s'effectuent toujours d'une façon parfaite, il nous faut mettre en œuvre tous les moyens qui sont à notre disposition pour les faciliter.

Tout d'abord, nous devons éviter d'absorber des poisons dont l'élimination entraîne, pour le rein, un surcroît de travail et qui peuvent être en même temps irritants pour cet organe.

Les boissons alcooliques jouent, à cet égard, un rôle néfaste. En effet, l'alcool, absorbé en grande quantité, n'est pas brûlé intégralement : une partie s'élimine par la respiration, l'autre par les urines, en irritant le rein. Cette irritation, longtemps et fréquemment renouvelée, finit par provoquer des lésions de sclérose, c'est-à-dire des lésions de sénilité.

Nous aurons à revenir encore sur l'influence de l'alcool, au point de vue qui nous occupe, mais nous ne craindrons pas de tomber dans des redites fastidieuses, satisfaits seulement d'attirer fortement l'attention sur les dangers de l'usage de l'alcool, qui, s'attaquant à toutes les parties de l'économie, est peut-être le facteur le plus puissant de la vieillesse prématurée.

Nous avons dit que le rein devait éliminer les toxines, qui sont le résultat de l'activité vitale de toute cellule ; il doit éliminer aussi les produits des combustions organiques, qui accompagnent tout travail physique et intellectuel ; en un mot, tous les matériaux d'usure de l'organisme.

Si nous voulons faciliter la tâche du rein, il nous faut, d'une part, réduire au minimum les produits à éliminer, en rendant les combustions organiques aussi parfaites que possible, et, d'autre part, éviter une production trop rapide de ces déchets inévitables, de façon à ce qu'ils ne séjournent pas dans l'économie et que le rein puisse les éliminer au fur et à mesure de leur production.

Enfin, la nature a donné au rein pour le seconder, des aides, dont le plus précieux est la peau. Il est à remarquer, en effet, que la sécrétion urinaire varie en raison inverse de la sécrétion sudorale.

Ceci ne veut pas dire que la peau puisse suppléer le rein d'une façon absolue, mais il n'en est pas moins vrai que, si celle-ci fonctionne mal, c'est le rein qui doit se charger d'éliminer les matériaux qui ne peuvent le faire par la voie cutanée. Il en résulte nécessairement que tout ce que nous ferons pour favoriser le fonctionnement de la peau, allégera du même coup, dans de notables proportions, le travail de l'appareil rénal.

Ainsi donc, le but que nous nous proposons, est le suivant : faciliter les combustions organiques, éviter la surproduction de matériaux d'usure, et, enfin, favoriser le fonctionnement de la peau.

L'exercice physique, compris d'une façon rationnelle, répond à ces désiderata.

Avant tout, il doit être progressif, mais rester toujours dans les bornes d'une sage modération.

En même temps, il doit être journalier et devenir une habitude, au même titre que les soins de propreté corporelle.

Les habitants des villes, citadins, hommes de bureau, en un mot tous les sédentaires, ont à leur disposition, différents moyens de mettre en jeu leur activité musculaire.

L'escrime est un sport agréable, qui exerce à peu près tous les muscles de l'économie.

La natation devrait être pratiquée toutes les fois que l'occasion s'en présente.

L'équitation est un exercice excellent, mais qu'il n'est pas donné à tout le monde de pratiquer.

En revanche, la marche naturelle et la marche mécanique, c'est-à-dire l'exercice de la bicyclette, est à la portée de tous.

Quel que soit l'exercice choisi, il sera toujours pratiqué avec modération, et il faut bien savoir que pour être salutaire, il ne doit jamais provoquer l'essoufflement, qui est le premier témoin de la fatigue du cœur.

La fatigue générale est le résultat obligatoire de tout travail régulier et durable ; on l'évitera également, en s'accordant, dans la pratique de tout exercice des intervalles de repos courts, mais rapprochés — ou du moins on en retardera ainsi l'apparition.

Ces repos permettront l'élimination immédiate par le rein, des matériaux de déchet.

Enfin, un exercice physique quelconque, ne doit jamais être suivi de courbature.

La courbature en effet, est produite par la rétention prolongée dans l'organisme, des produits d'usure qui n'ont pu être éliminés.

L'élimination est en retard sur la production.

En somme, s'il faut permettre et favoriser les manifestations de l'activité musculaire, il ne faut rien exagérer, et ne pas demander à la machine humaine, plus qu'elle ne peut produire ; sinon, on s'expose à de sérieux mécomptes, au surmenage, ce qu'il faut éviter à tous prix.

Il est encore un point sur lequel, nous désirons attirer l'attention, — c'est *la respiration* pendant le cours d'un exercice quelconque.

La volonté a sur les mouvements respiratoires, une action manifeste. Elle peut les accélérer, les ralentir, augmenter ou non leur amplitude.

Eh bien, il nous faut apprendre à respirer.

Il est certain en effet, que bien peu de personnes savent utiliser convenablement leur soufflet respiratoire, et le médecin s'en rend compte chaque jour dans la pratique de l'auscultation.

Respirer avec énergie, pour la plupart des gens, c'est accélérer le rythme, tandis qu'il faudrait augmenter l'amplitude des mouvements respiratoires.

Pour bien respirer, dans le cours même d'un exercice physique, il ne faut pas augmenter le nombre de ces mouvements. Leur nombre ne doit pas dépasser 16 à 18 par minute ; sinon, on arrive à l'essoufflement. D'autre part, il faut favoriser l'entrée et la sortie de l'air dans la cage thoracique et pour cela, respirer en même temps par le nez et par la bouche entrou'verte.

Ceci est particulièrement indispensable pour les individus d'ailleurs nombreux qui ont les narines étroites, les amygdales hypertrophiées, et qui sont porteurs de tumeurs adénoïdes.

Enfin, il faut faire agir les muscles respiratoires soumis à la volonté, pour obtenir une respiration large et franche, ainsi qu'une expiration complète.

Il est bon également d'éviter de parler pendant la durée de l'effort physique, ce qui exagère inutilement le travail du système respiratoire.

Les avantages de cette respiration méthodique et rationnelle, sont très importants.

Tout d'abord, les échanges gazeux sont plus

actifs, l'élimination d'acide carbonique se fait rapidement, et l'apport plus grand d'oxigène, c'est-à-dire du gax comburant, rend les oxydations plus parfaites dans toute l'économie.

De plus, les mouvements respiratoires et expiratoires facilitent, dans une large mesure, le travail du cœur.

Enfin, la ventilation complète de tout le parenchyme pulmonaire, favorise à un haut degré l'oxygénation et l'irrigation sanguine. A ce titre, elle constitue certainement le meilleur préservatif contre les affections des voies respiratoires, en général et en particulier contre la tuberculose pulmonaire.

Cette dernière maladie, en effet, débute toujours par les sommets des poumons, c'est à-dire par les lobes les moins actifs, et partant les moins ventilés.

Pratiqué quotidiennement, et dans les limites que nous venons d'indiquer, l'exercice physique constitue bien certainement le moyen le plus efficace pour défendre notre jeunesse contre les effets du temps. Son action bienfaisante retentit sur l'économie tout entière. Tout d'abord, comme nous l'avons dit, les oxydations sont plus parfaites, les déchets moindres et d'une élimination plus facile. Le mouvement de désassimilation étant acccru, le mouvement nutritif participe à cette accélération ; l'assimilation augmente, et l'organisme, traversé par un courant plus rapide de matériaux neufs, y puise facilement de nombreux éléments de rénovation cellulaire.

Le poumon, discipliné par la gymnastique respiratoire que nous avons esquissée, est plus largement irrigué par le sang, le travail du cœur est régularisé, et ces deux organes essentiels sont ainsi rendus plus résistants.

Sous l'influence d'un exercice quotidien, les muscles restent souples et puissants ; la contraction est plus énergique, plus vive, et le mouvement qui en est le résultat, gagne en étendue, en rapidité et en précision.

Les articulations souvent mobilisées, conservent toute leur souplesse, leur jeu reste facile et aisé.

Enfin, l'exercice physique, quel qu'il soit, favorise encore les fonctions de la peau.

Nous avons dit que la peau était un adjuvant précieux du filtre rénal ; il importe donc de faciliter le plus possible son fonctionnement.

Le travail musculaire s'accompagne toujours de sudation, et la sueur renferme une partie des matériaux de déchet de l'organisme. Elle aide la desquamation épidermique, et à ce titre, rend plus actifs les échanges gazeux à la surface du tégument.

Un excellent moyen de favoriser les fonctions de la peau, c'est la pratique des frictions, des massages et l'hydrothérapie.

Les frictions, soit sèches, soit pratiquées avec

une lotion aqueuse ou alcoolique, hâtent la desquamation épidermique, débarrassent les orifices glandulaires des sécrétions sébacées et salines, et rendent la peau moins sensible aux variations de température, en augmentant la circulation à son niveau.

Les massages agissent également sur la peau et sur les muscles sous-jacents. Ils hâtent l'élimination des matériaux d'usure, facilitent la circulation. Leur action sur la fatigue est réellement remarquable et bien connue de tous ceux pour qui la pratique d'un sport devient une profession.

L'hydrothérapie, sous toutes ses formes, est aussi à notre avis, un élément sérieux de succès, dans la lutte contre le temps.

Les bains tièdes constituent certainement le meilleur de tous les dépuratifs. Ils augmentent la diurèse, facilitent la sudation, et c'est à ce double titre qu'ils agissent si bien contre la fatigue et la courbature.

Les bains froids, les douches, par la réaction produite, activent la circulation, tonifient le système nerveux et rendent aussi la peau moins sensible aux brusques variations thermométriques.

On est étonné, quand on compare notre civilisation moderne aux civilisations antiques, de voir combien ces pratiques hygiéniques sont négligées à notre époque.

Sous les empereurs romains, les thermes étaient

fréquentés assidûment par toutes les classes de la société. Les fonctions si importantes de la peau étaient parfaitement comprises et la desquamation épidermique, favorisée après les bains par un véritable décapage pratiqué avec un instrument spécial.

De nos jours, au contraire, les classes pauvres peuvent à peine se baigner, soit à cause de la rareté des établissements de bains, soit à cause du prix trop élevé.

Cependant, de louables efforts sont tentés dans ce sens, et dans certaines grandes villes, on peut se procurer un bain par aspersion pour une somme très modique; mais il y a là beaucoup à faire encore, et l'éducation hygiénique du peuple n'est qu'à peine ébauchée.

Le système digestif mérite également d'attirer notre attention au point de vue qui nous occupe. Il peut être longtemps tolérant, mais si nous voulons qu'il conserve intactes ses facultés d'assimilation, il nous faut aussi savoir le ménager.

Tout d'abord, nous devons éviter les excès de table, qui ne peuvent qu'encombrer l'organisme de matériaux mal assimilés et dont la combustion sera par la suite difficile.

La nourriture devra être saine, et les aliments variés. Nous favoriserons ainsi l'appétit et la digestion, sans avoir besoin de recourir aux préparations compliquées et épicées, qui ne peuvent convenir qu'aux estomacs blasés.

Nous devrons aussi proscrire l'alcool de notre alimentation. Avant le repas, les boissons alcooliques, loin d'être apéritives, diminuent l'appétit ; une fois dans l'estomac l'acool retarde la digestion, entrave ou dévie les sécrétions glandulaires, irrite les voies digestives et constitue un véritable toxique qu'il faut éliminer. En aucun cas, il ne peut remplacer l'aliment et réparer les pertes de l'organisme. La force qu'il procure est factice, peu durable et rapidement suivie de dépression.

Nous savons que le système gastro-intestinal a un double rôle. D'une part, il doit élaborer les substances alimentaires pour les rendre assimilables, et d'autre part rejeter au dehors les résidus de l'acte digestif.

Ces résidus renfermant une grande quantité de produits toxiques, résultats de fermentations compliquées, ne doivent pas séjourner dans l'organisme ; car la muqueuse du gros intestin en absorbe les parties liquides, et l'élimination des produits toxiques se fait alors par la voie rénale.

Il est donc très important d'obtenir une exonération quotidienne des matières excrémentitielles, et pour cela, nous devons libérer l'intestin d'un fardeau inutile, quand il est nécessaire, sans vouloir retarder l'échéance d'une obligation naturelle et indispensable.

Le système génital doit également être l'objet de toute notre sollicitude, si nous voulons le soustraire à la sénilité. C'est surtout au moment où ses fonctions commencent à s'établir, pendant la jeunesse, que nous devons le ménager.

L'accomplissement de l'acte qui est destiné à la propagation de l'espèce, s'accompagne d'une dépense considérable d'énergie. C'est pour cette raison qu'il faut là comme en tout, éviter les excès, non seulement dans l'intérêt de l'individu lui-même mais aussi pour l'avenir de la race.

Si enfin, le désir parlant encore, la nature se tait ou refuse, gardons-nous d'avoir recours à des surexcitations artificielles. Le système génital s'épuise à satisfaire de telles exigences, et finit par rester sourd à toutes les sollicitations.

Quand, malgré tout, les années ont accompli leur œuvre, et quand l'heure du repos génital a sonné, c'est alors qu'il faut à tout prix accepter franchement la loi inévitable du temps et ne pas s'autoriser de rares fécondités séniles pour contracter de tardives unions.

N'oublions pas ces vers d'un vieux poète français,

Hardy, disant à un vieillard épousant une jeune fille :

« On ne se servira que d'un même flambeau,
« Pour te conduire au lit, du lit au tombeau. »

Nous devons maintenant rechercher quels sont les moyens les plus efficaces pour conserver à notre système nerveux, la jeunesse et la vigueur.

Le *Système nerveux* constitue le système le plus

noble de l'économie, celui qui tient tous les autres sous sa dépendance.

Il préside aux échanges organiques dans l'intimité des tissus, aux mouvements réflexes et volontaires, et nous renseigne par l'intermédiaire des organes sensoriels, sur le monde extérieur dans toute sa complexité.

De plus, le cerveau est le siège des facultés intellectuelles, de la volonté et de la pensée. C'est de lui que dépend entièrement toute notre activité volontaire, au double point de vue physique et intellectuel.

Mais, si la cellule nerveuse est la plus élevée en dignité, c'est aussi la plus exigeante et la plus fragile.

Elle est sensible aux variations les plus infimes de l'irrigation sanguine et de l'équilibre nutritif de l'organisme. Trouvant dans son renouvellement moléculaire, les conditions mêmes de sa vitalité, la cellule nerveuse demande aussi une dépuration parfaite des produits de son travail.

C'est pendant le sommeil que cette dépuration s'opère le plus facilement, car le système nerveux étant alors au repos à peu près complet, l'élimination des matériaux d'usure dépasse très vite la production, et la cellule peut aussi puiser dans le courant sanguin qui la baigne, les éléments de réparation et de rénovation qui lui sont indispensables.

Faciliter ce renouvellement moléculaire, c'est en

quelque sorte permettre au système nerveux un rajeunissement constant. Aussi, considérons-nous le sommeil comme une des conditions les plus importantes d'une longue intégrité.

La privation du sommeil est en effet un des facteurs les plus fréquents, de l'épuisement nerveux ; elle amène à bref délai des troubles notables et provoque rapidement la débilité générale.

Sept à huit heures de sommeil par jour sont nécessaires, surtout pendant la jeunesse, et autant que possible, les heures devront être consécutives, de façon à permettre une longue période de repos.

L'obscurité diminue notablement l'excitabilité sensorielle, et cette circonstance favorise beaucoup le sommeil. En effet, quand apparaît le besoin de dormir, le muscle releveur de la paupière supérieure se relâche le premier, les yeux se ferment, comme pour se soustraire à l'influence de la lumière. Aussi, le sommeil nocturne est-il le plus profond et le plus réparateur. Il en résulte qu'il vaut mieux se coucher de bonne heure et se lever de même.

Nous devons également éviter les veilles prolongées et ne pas faire du jour la nuit, comme certains désœuvrés dont l'existence, volontairement factice, commence seulement lorsque les lumières s'allument sur les boulevards.

Enfin, l'homme moderne semble ne pouvoir se passer d'un stimulant quelconque qui lui permette une activité plus grande, un effort momentané plus considérable.

Quelle que soit la culture intellectuelle de l'être humain, il recherche toujours avec passion un excitant qui lui fasse pour un instant oublier la réalité souvent triste et froide, qui pare de brillantes couleurs la monotonie de l'existence, et sous l'influence duquel les chagrins deviennent des joies, les désirs des réalités.

Les uns cherchent dans l'alcool cette illusion passagère, d'autres s'adressent à l'éther, à la morphine, au haschih. « Le choix de ces poisons, dépend des temps, des lieux, des races et de la mode..., mais l'esclave moderne qui oublie sa misère en roulant sous la table d'une taverne, le condamné qui fume avec rage en attendant l'heure, le viveur qui contemple le monde à travers le prisme doré d'une coupe de champagne ; le chinois lettré dont la pensée flotte sur le nuage bleuâtre de la fumée d'opium ; le turc sensuel dont une cuillerée de madjoun peuple les rêves de blanches houris, l'ambitieux déçu qui se console avec la morphine, la petite maîtresse à qui la seringue de Pravaz fait oublier l'infidèle, poursuivent par des voies différentes, le même but : l'oubli des douleurs passées, présentes et futures, la substitution du sommeil ou du rêve aux plates et tristes réalités de la vie » (CHAMBARD. *Les Morphinomanes*).

Gardons-nous bien d'essayer de forcer la porte

de ces *paradis artificiels* décrits par Beaudelaire, restons seulement sur le seuil, et nous verrons que les malheureux qui l'ont passé, roulent sur une pente rapide et fatale où s'usent prématurément les forces physiques, la vigueur morale, et où s'effondre tout ce qui fait la suprématie de l'homme et sa dignité.

Nous qui voulons, nous qui luttons pour rester jeunes, accordons à ces vaincus de la vie, la pitié qui est due aux victimes, remercions-les aussi — de nous montrer l'abîme de leurs mains tremblantes, et sachons, que sous l'influence de ces terribles poisons de l'intelligence, les années comptent double.

Il nous reste maintenant à préciser les moyens dont nous disposons pour soustraire notre *être psychique*, nos facultés intellectuelles, aux atteintes du temps.

Disons tout de suite que celui qui a pu rester jeune de corps, a les plus grandes chances de conserver la jeunesse de l'esprit, et le vieil adage : « *Mens sana in corpore sano* », trouve encore ici son application.

Cependant, il n'en est pas moins vrai que fréquemment, la décadence sénile de l'individu n'est pas suivie d'une décadence parallèle de l'intelligence.

Cette *insénescence* de l'esprit constitue peut-être la plus belle victoire de l'homme sur les forces aveugles de la nature.

C'est le plus noble but que nous puissions nous proposer, mais, pour l'atteindre, il nous faut suivre attentivement le conseil que Voltaire met dans la bouche de *Candide* : « Il faut cultiver notre jardin. »

Quand l'âge arrive, avons-nous dit, les acquisitions nouvelles deviennent de plus en plus difficiles pour l'esprit. Aussi, c'est pendant la jeunesse que nous devons faire travailler notre cerveau. C'est alors qu'il nous faut enrichir notre *mémoire* et emmagasiner pour plus tard, des réserves d'idées et de faits.

Cette précieuse faculté devra toujours être exercée, mais avec un soin judicieux.

Les procédés mnémotechniques sont absolument à rejeter, car ils nuisent au développement normal et complet de l'intelligence, en la surchargeant d'associations d'idées pour le moins insignifiantes et parfois ridicules.

Le seul, le vrai moyen de remplir l'esprit sans l'encombrer, c'est de dégager des menus faits les idées générales qui les résument. Embrassant dans une représentation unique une foule de faits particuliers, l'idée générale permet la généralisation et soulage infiniment la mémoire.

Pour apprendre beaucoup et pour bien retenir, il faut que les détails les plus infimes soient englobés dans une idée d'ensemble, comme nous classons dans un même casier, les documents divers que nous pouvons recueillir sur un même sujet.

Il nous faut donc travailler à acquérir sans cesse de nouvelles connaissances, afin de pouvoir ensuite les utiliser pour l'élaboration de nos idées et de nos raisonnements.

Mais, si une mémoire bien remplie et bien ordonnée, constitue un élément indispensable de la jeunesse intellectuelle, une imagination vive en est également une condition nécessaire.

L'imagination est comme le moteur de toute notre activité intellectuelle, elle fait la force même de l'esprit, et l'on peut affirmer qu'un esprit, chez qui l'imagination aura d'abord manqué de culture, sera toujours plus terne, moins capable toujours, de comprendre vite et de sentir vivement que celui dont l'imagination aura été cultivée et de bonne heure éveillée.

Cette brillante faculté acquiert toute sa force expansive et créative dans la jeunesse, il faut lui laisser toute sa puissance, et, loin de vouloir l'éteindre, nous devons au contraire nous attacher à la développer, par la lecture des historiens et des poètes, par la vue de spectacles variés et grandioses, par les voyages, qui nous montrent la nature et la vie sous leur mille aspects différents.

Une imagination vive est bien certainement la meilleure preuve de jeunesse intellectuelle, mais ses manifestations doivent toujours être soumises au contrôle de la raison. Il faut habituer notre esprit au contrôle nécessaire; et cette union de deux facultés trop souvent désunies, permet alors le plus complet et le plus durable fonctionnement de l'intelligence humaine.

L'étude des sciences naturelles est particulièrement propre à faciliter cet accord de l'imagination et de la raison.

La nature en effet, se pose à chaque instant devant nous une infinité de problèmes, dont les solutions innombrables ont pour but l'adaptation des différents êtres à des conditions d'existence d'une inconcevable diversité; et elle les résout toujours avec une ingéniosité sans égale, avec la plus admirable perfection.

Enfin, une *volonté* ferme est aussi un élément précieux de la vigueur et de la jeunesse intellectuelle. C'est la marque d'une individualité puissante, d'un caractère bien trempé.

Nous devons donc profiter de toutes les occasions qui s'offrent à nous, petites ou grandes, pour exercer notre volonté; nous pourrons alors résister sans faiblir, aux déconvenues et aux revers qui ne font jamais défaut dans le cours de l'existence; et nous aurons ainsi une arme solide, qui nous permettra d'aborder sans crainte la lutte pour la vie, à une époque où l'on ne respecte plus que la force — non pas la force physique, devenue presque inutile, mais la force morale — en un temps où l'homme vaut seulement par ce qu'il peut, et ne peut qu'en raison de ce qu'il veut.

Il résulte de ce qui précède, que, si nous voulons rester jeunes d'esprit, notre éducation n'est jamais achevée. Certes, nous devons profiter des enseignements de l'expérience, et ses leçons sont précieuses, mais gardons-nous bien de nous cantoner dans le domaine du passé.

Chaque jour, l'homme fait un pas en avant. Ouvrons donc notre esprit aux idées nouvelles, aux conceptions neuves. Soumettons-les, il est vrai, au contrôle de notre raison, mais ne rejetons rien *à priori*. Applaudissons aux découvertes scientifiques, étudions avec intérêt leurs résultats, et voyons toujours en elles les jalons qui marquent à l'humanité le chemin du progrès.

Ainsi donc, c'est l'activité raisonnée, la culture constante de nos facultés intellectuelles qui nous permettent de conserver la jeunesse de l'esprit ; mais il n'est pas moins désirable de conserver la jeunesse du cœur, résultat précieux du développement de nos *facultés morales*.

« Il faut cultiver notre jardin » dit le *Candide* de Voltaire, mais, si nous voulons cueillir les plus beaux fruits, il ne faut pas négliger les fleurs.

Ces fleurs morales, qui embellissent l'existence, sont les productions multiples de l'art.

Habituons-nous donc, dès notre jeunesse, à les apprécier et à les goûter. Cherchons à affiner toujours, à éclairer nos facultés critiques, afin de pouvoir reconnaître et aimer le beau sous toutes ses formes ; et cette éducation artistique, si peu développée qu'elle soit, nous permettra de trouver à la vie, des charmes toujours nouveaux, et de goûter les jouissances les plus pures, en même temps que les plus désintéressées.

Développons aussi en nous-mêmes, ces sentiments altruistes, ces idées généreuses et fécondes que chaque jour l'expérience de la vie tend à obscurcir.

Jetons un regard indulgent sur nos semblables, sur leurs joies comme sur leurs douleurs, sur leurs qualités comme sur leurs défauts, et gardons-nous bien de nous contenter de l'unique spectacle de notre activité personnelle, forcément restreinte, et de plaindre seulement nos propres misères.

C'est ainsi que nous pourrons combattre les manifestations intempestives d'un égoïsme qui devient de plus en plus impérieux, à mesure que nous vieillissons.

Habituons-nous également, dès la jeunesse, à l'heure des prompts enthousiasmes, à considérer le travail comme un devoir que nous confère notre dignité d'hommes — devoir non seulement envers nous-mêmes mais aussi envers les autres.

Pénétrons-nous bien de cette idée, qu'aucun de nos efforts n'est perdu pour l'humanité, si faible et si mal dirigé qu'il puisse être. En un mot, gardons toujours au fond du cœur, un idéal qui éclairera notre route et qui guidera nos pas sur le chemin de la vie. Cet idéal, c'est le progrès.

Conservant ainsi, au sein même de la vieillesse, la jeunesse de l'esprit et du cœur, nous pourrons espérer tenir le plus longtemps possible dans le concert universel, la place qui appartient aux hommes de bonne volonté, et jeter dans les affaires humaines le poids d'une intelligence ouverte et d'un cœur généreux.

Alors, conscients d'avoir rempli notre tâche, résignés à l'inévitable, nous attendrons sans crainte l'accomplissement des communes destinées.

TABLE DES MATIÈRES

Châteauroux. — Imp. P. Langlois et Cie

La raison de cet emploi si restreint de l'analyse quantitative, est la difficulté, pour le praticien, de commenter utilement les chiffres donnés par le chimiste. La feuille d'analyse n'est souvent qu'une suite de chiffres arides, sans liens et sans traductions cliniques.

Au même titre que l'auscultation et la percussion, l'analyse d'urine doit apporter au médecin des éléments pour établir son diagnostic et instituer un traitement rationnel.

Croire que l'analyse d'urine n'est vraiment utile que lorsqu'on y soupçonne la présence d'éléments anormaux, est une erreur courante. Cependant que d'accidents graves pourraient être évités, si une analyse complète, faite en temps opportun, soulignait les anomalies dans les rapports urinaires et révélait les éléments anormaux.

Des moyens préventifs, un médicament, une hygiène rationnelle, *éviteraient une attaque de goutte ou d'éclampsie*, retarderaient ou empêcheraient l'apparition de la glucose ou de l'albumine.

Ainsi comprise, l'analyse peut donner beaucoup plus qu'elle n'a fait jusqu'à présent. Pour que les résultats entre les mains du médecin soient vraiment utiles, il faut que les chiffres qu'il a sous les yeux puissent être traduits en langage clinique. Ces interprétations seront ainsi un résumé donnant une idée exacte du fonctionnement plus ou moins défectueux de l'organisme.

Dans cet ouvrage, on a essayé de résoudre ce problème. En un mot, sa note dominante est de donner immédiatement la signification clinique des éléments trouvés. Le prix de 3 fr. 50 a été justement établi pour permettre à tout Médecin ou Pharmacien de le posséder.

NOTA. — CE MANUEL EST LE SEUL DANS LEQUEL LE MÉDECIN OU ÉTUDIANT TROUVERONT IMMÉDIATEMENT LA SIGNIFICATION CLINIQUE DE TEL OU TEL ÉLÉMENT.

Aux Docteurs, aux Pharmaciens et aux Elèves, ce Manuel donne immédiatement la Signification clinique de l'analyse d'urine.

www.ingramcontent.com/pod-product-compliance
Ingram Content Group UK Ltd.
Pitfield, Milton Keynes, MK11 3LW, UK
UKHW022149070726
13613UKWH00003B/1450